Caroline Teisseyre

L'ÂME MON AMIE, qui es-tu?

Caroline Teisseyre

L'ÂME MON AMIE, qui es-tu?

Éditions Vie

Imprint

Any brand names and product names mentioned in this book are subject to trademark, brand or patent protection and are trademarks or registered trademarks of their respective holders. The use of brand names, product names, common names, trade names, product descriptions etc. even without a particular marking in this work is in no way to be construed to mean that such names may be regarded as unrestricted in respect of trademark and brand protection legislation and could thus be used by anyone.

Cover image: www.ingimage.com

Publisher:
Éditions Vie
is a trademark of
International Book Market Service Ltd., member of OmniScriptum Publishing Group
17 Meldrum Street, Beau Bassin 71504, Mauritius

Printed at: see last page
ISBN: 978-620-2-49543-1

Je m'appelle Caroline, j'écris ce livre dans un but premier d'expliquer au monde entier que notre vie, que « cette vie » vaut d'être vécue et ce dans l'Amour et la Paix intérieure et que tout est possible.

Il se veut simple et percutant, il se veut succin et pratique, afin d'intégrer l'importance de prendre soin de soi et de son âme.

Je vais peut-être vous mettre mal à l'aise, mais dans la vie c'est d'abord soi et après les autres. C'est tellement difficile à comprendre, à intégrer. La société ne nous aide pas, elle pollue notre façon de penser, elle pollue nos idées, nous conditionne, nous rabaisse, nous place dans des cases, nous fait développer énormément de croyances limitantes, de peurs, et un égo surdimensionnés ou tout son contraire un ego sous dimensionné... Hors avec l'énergétique on voit bien que rien n'est tout noir ou tout blanc, il y a beaucoup de nuances, beaucoup d'estompage, d'assemblage entre les couleurs.

En oubliant l'Amour Inconditionnel, la paix intérieure, on s'oublie « nous », on ne prend plus le temps de rien et nous vivons à toute allure car nous pensons même qu'il ne faut surtout pas perdre de temps….pourtant… La vie est longue et riche si on regarde bien….,

Je l'espère tout au fond de moi, au fond de mon cœur, que toutes les personnes même si vous êtes très peu, que vous pourrez en tirer de bons bénéfices, afin que vous puissiez vous retrouver, vous écouter pour vivre le plus pleinement possible votre vie dans le ici et maintenant.

Avec Amour et sincérité je vous souhaite une très bonne lecture et découverte.

La Vie

Je commencerai ce livre sur l'âme par un petit mot sur la vie, et comment je la perçois. Cela me semble d'autant plus important car l'âme dont je vais vous parler est celle qui a décidé de venir s'incarner ici !! chez nous !!! sur la planète Terre.

La vie est difficile pour la plupart d'entre nous, hé oui nous choisissons parfois des chemins bien compliqués, mais si vous ouvrez bien les yeux elle peut être magnifique.

La vie est bel est bien un terrain hostile, et c'est à vous de créer votre propre lumière. Personne ne le fera à votre place. Demandez de l'aide fait parti du commencement. L'aide peut être trouvée par des recherches sur internet, les livres, les méditations, les arts.... Aussi par l'aide des thérapeutes, il y a autant de pratiques que de thérapeutes...alors vous trouverez bien le ou la vôtre....

Dans cette vie (dans nos générations), nous sommes constamment dans le négatif, dans le mécontentement... On ne sait plus parler sans finir par une conclusion négative. Un exemple très simple, « super cette soirée, je me suis bien amusée, dommage que la musique n'était pas trop à mon goût »... pourquoi ne pas s'arrêter sur le sentiment général !! C'était super !!! cela suffisait amplement, hors avec le « dommage » et le négatif qui suit, cela a annulé tout l'effet positif, et votre cerveau aura retenu que le négatif !!!!

Donc prenez votre vie en main dans la « positive attitude ».

L'être Humain

L'être humain est complexe, il est tout et rien à la fois. C'est ce que nous faisons, qui fait de nous quelque chose d'unique.
Je m'explique, nous sommes tous unique !!!, nous sommes tous un être DIVIN. Et dans la vie, nous devons faire des choix, constamment faire des choix, qui nous permettent d'évoluer, de grandir, et d'accéder à notre toute puissance. C'est un travail de tous les jours, un travail de toute une vie, mais avec à la clé de cette évolution, la paix intérieure.
Selon moi et pour résumer l'être humain, c'est un corps physique, une âme, des centres énergétiques (chakra), et la connexion à la terre et au ciel.

CIEL

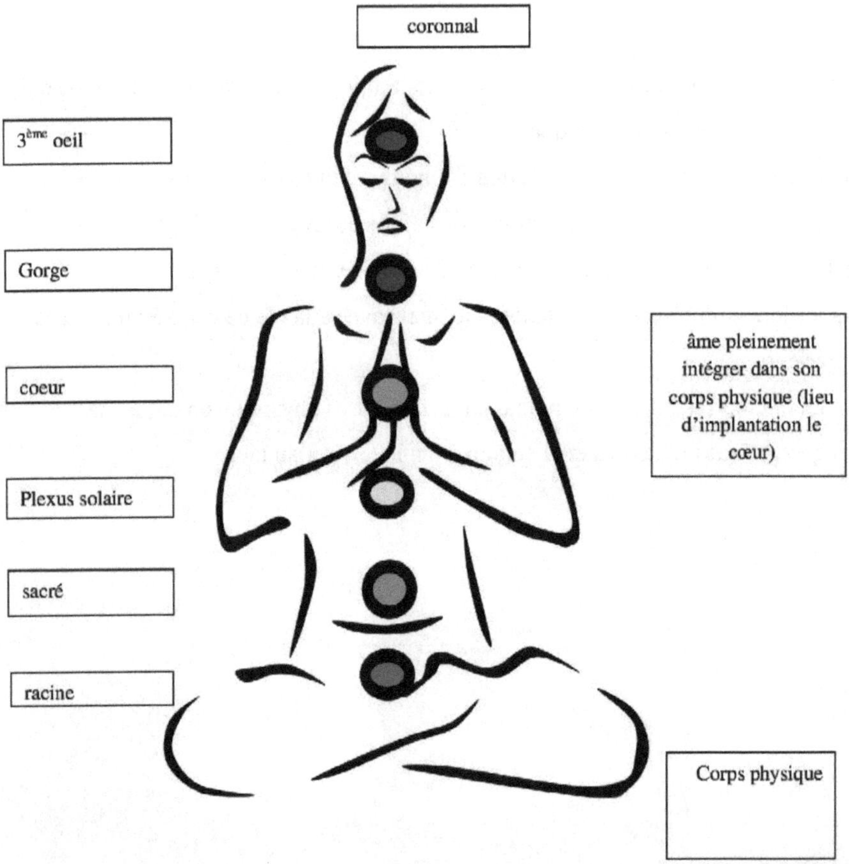
coronnal
3ème oeil
Gorge
coeur
Plexus solaire
sacré
racine
âme pleinement intégrer dans son corps physique (lieu d'implantation le cœur)
Corps physique

TERRE

L'Ame

L'âme est un « être » complexe, magnifique et simple à la fois, au début on ne sait pas, on ne comprend pas ce que c'est, mais une fois assimilé c'est tellement simple !
L'âme est un bout de l'univers, elle est envoyée sur terre afin de purifier l'univers, afin de combattre le négatif, le mal, afin d'avoir plus de lumière que de sombre sur terre, sur la planète Terre et bien sûr dans l'univers.
L'Ame est envoyée sous plusieurs formes, qui peuvent aller du végétal, au minéral, à l'animal etc…
On a tous un chemin commun, qui est de travailler pour l'univers.
Sans ce passage dans le matériel, l'univers ne pourrait évoluer et serait anéanti dans l'obscurité.
La lumière est bien plus puissante que le sombre, seulement on veut nous faire vivre dans la peur, dans le mensonge, et pourtant on pourrait tellement plus attirer le bien en pensant le bien.
Il arrive tellement de malheurs dans les pays, il y a des morts violentes, de quoi parle t'on … des pertes humaines, des pertes matérielles, … tout ce qui est négatif, mais combien y a t'il d'articles, de reportages, sur toutes les aides qui se mettent en place autour de ces malheurs, tout ce qui se met en place loin de ces malheurs, cette énergie positive qui aide les gens touchés, les gens qui portent la lumière …. Combien de fois parle t'on en ?
Dans la vie, il faut impulser ce que l'on veut, on attire alors ce que l'on veut.
Si on se trouve en dessous des autres (pour quelque raison que ce soit) on sera alors en dessous des autres ; les autres nous trouveront nul, et de ce fait on se trouvera incapable d'être bon dans quoi que ce soit, puisqu'on est nul !!!
Qui mieux que vous peut savoir !!!! Donc dites-vous NON !!! Ça suffit !! Je suis fort, je suis libre, libre d'Etre qui je suis réellement.
L'âme a une mission en venant sur terre, sa mission de vie, comme indiqué plus haut elle a une mission générale commune à toutes les âmes qui s'incarnent sur terre, mais

elle a aussi une mission propre à elle, celle qu'elle incarnera dans le monde physique qui évoluera dans le temps pour aboutir à la mission de vie commune.
Les âmes se rencontrent, se reconnaissent, s'assemblent, se désassemblent pour vivre leur propre chemin de vie.
L'âme est effacée, perturbée lorsqu'elle ne peut s'exprimer. Si vous êtes tout le temps la tête dans le guidon, sans lâcher prise, être dans le mouvement de la vie sans cesse qui avance, qui coule comme un torrent sans fin, et finir par ne pas s'écouter, ne pas écouter et mettre des œillères sur le monde qui vous entoure, alors l'âme se blesse, se fatigue, tombe malade.

Vous allez trouver dans les pages qui suivent comment l'âme de la naissance à la mort, s'exprime, évolue, au milieu de la société, au milieu des familles et avec son mental !!!

La Naissance.

Le commencement du corps physique se fait à la rencontre d'un ovule et d'un spermatozoïde, qui ont dans leur ADN toute les mémoires passées des générations et des générations antérieures.
Les deux cellules se mélangent pour donner un être complexe, et qui n'a pas fini de se complexifier pendant toute la durée de sa vie, et de son développement.
L'âme arrive sur terre avec tout ce qu'il lui faut et tout ce qu'elle a décidé pour son chemin de vie. (sa famille, ses chemins de vies…)
Ensuite elle s'incarne dans le corps physique (qu'elle a choisi) c'est là qu'elle arrive sur Terre, avec la mémoire des cellules de ses parents.
Nous voyons bien que le corps physique et l'Ame sont bien deux choses bien distinctes, mais indissociables sur terre.

La naissance est à la fois une mort et une renaissance, qui s'effectue dans la douleur (au moment de la naissance au niveau du corps physique)et dans la joie (la joie de l'âme de s'incarner). C'est le Cycle de la vie terrestre : naissance et mort, et le Cycle de la vie ésotérique naissance et mort.

Qu'il soit voulu ou pas, qu'il soit pauvre ou riche, qu'il soit un homme ou une femme … il y a ces deux phénomènes vécus en même temps par le nouveau né par son âme et son corps physique. Nous arrivons dans la douleur et par le premier cri qui donne la vie.

L'âme est entrée dans le corps physique humain qui recèle toute les vies antérieures avec ses bonnes et moins bonnes choses (karma).

L'être complexe est créé !

L'enfance.

L'enfant, est un être pur, il n'a pas de jugement, il s'écoute et se bat pour être entendu.

Il est un électron libre, mais un électron en constante évolution, dénué de préjugé, plein de découverte, pleine d'émotions tant négatives que positives…

Une éponge est son corps, une éponge émotionnelle. Un coup elle s'assèche, un coup elle se gonfle. L'âme absorbe les émotions des autres et l'enfant doit gérer ses propres émotions, tout ceci ressort par une réaction, de pleurs, de colère, de cri, et de grands câlins…

L'enfant, et l'âme vivent leur chemin de vie dans le lâcher prise, sans prendre en compte le regard des autres.

L'enfance, c'est le moment de l'apprentissage, de l'insouciance, l'envie de grandir, de comprendre le monde qui nous entoure, l'envie de savoir, de découvrir !!! Quelle magnifique période de notre vie sur terre.

Voyez comment un enfant, quand il est jeune, lorsqu'on le fâche, peut en un quart de seconde passer des larmes aux rires !!

Voyez comment lorsqu'il essaye une nouvelle chose, lorsqu'il touche ou goûte un nouvel aliment, comment ses yeux nous parlent !!!
Voyez comme quand on lui dit, fais pas si, fais pas ça, tiens-toi bien, parle bien etc… remarquez par son comportement qu'il comprend ou pas, qu'il veut ou qu'il ne veut pas.
Pourquoi ? Car le mental n'influence pas. L'enfant est irréfléchi au sens large du terme, il ne va pas chercher le pourquoi du comment, il va contester, il va crier pleurer, rigoler, sourire instinctivement. L'âme a toute sa place, et peut pleinement vivre, peut emmener son être tout entier où c'est le mieux pour lui !!!
L'enfant c'est la construction des émotions, qui vont régir sa vie future ; l'apprentissage des 5 sens de la douleur à la confiance et à la peur. Et suivant son karma la possibilité d'y faire face plus ou moins facilement dans le futur.
Tout ce structure dans l'insouciance et dans l'instinct !
L'enfant s'écoute, l'enfant vie ses émotions, l'enfant est rêveur et aventurier !!!
L'enfant est « âme »
Il ne faut pas chercher plus loin, il VIE sa vie.
L'adolescence (combat entre le mental et l'âme)
L'adolescence est une étape importante dans la vie du « ici et maintenant », il se cherche entre le passé qu'on lui a inculqué, le futur qu'il n'arrive pas à voir et le présent avec tous les jugements des autres et pour finir avec les bagages des vies antérieures.
L'âme est bien mal barrée pour essayer toute seule de se sortir de toutes ces chaines qui la tiennent qui l'empêchent de voir et d'avancer sur son propre chemin de vie.
L'adolescence est une période très dure et difficile qu'il faut combattre pour la dépasser aller de l'avant avancer dans la vie d'adulte pour concrétiser son « Moi ».
L'adolescent a beaucoup à découvrir par lui-même, entre « je ne suis plus un enfant mais je ne suis pas un adulte non plus » et « je veux mon indépendance mais pas trop » et en même temps, il y a tellement la peur de l'inconnu, la peur du manque de sécurité (que le foyer apporte quand même)…. Et surtout cette peur de l'inconnu qui peut attirer comme repousser… Difficile pour le jeune d'appréhendera tout cela.

L'âme veut cette liberté, l'âme en a besoin, mais le mental est bel et bien là pour l'empêcher d'avancer, de se détacher de tout ce qui l'entoure, l'étouffe...

Difficile d'être soi-même surtout si le mental a un besoin d'être reconnue par les autres, d'être aimé par les autres, pour se sentir vivant, se sentir reconnu.

Et l'âme qui veut montrer que le chemin est par là dans cette direction et non dans l'autre afin de trouver sa place, d'être aussi aimer, comprise...

Qui de mieux que le foyer peuvent à la fois nous mettre sur un piédestal nous demander d'avancer et en même temps nous retenir. Oui qui de mieux que les parents amis, par leur regard, leur émotions internes font ressentir à leur enfant leur tristesse déception lorsqu'il veut se sentir libre, se sentir adulte, se sentir soi, vouloir grandir prendre les distances, vivre sa propre vie! Oui qui de mieux que le foyer et les amis peuvent le sur protéger et ne pas vouloir le voir grandir, devenir lui-même. Et de ce fait empêcher (consciemment ou inconsciemment) son âme de s'exprimer pleinement...

L'adolescent est une période d'accueil, ou on se rattache à tout et à tous et il faut que tout cet attachement soit constructif, autrement des signaux peuvent se déclencher qui seront difficile à rattraper voire impossible. Un terrain neutre ou aimant apportera beaucoup de bien être pour son avenir et un terrain miné beaucoup d'instabilité qu'il lui faudra combattre.

Que se passe t'il pour notre âme, celle-ci est mise en sourdine elle n'a pas sa place pour l'insouciance, elle veut montrer le chemin, mais le mental est bel et bien là, pour le parasiter, pour l'étouffer. Elle ne trouve pas sa place avec le mental. Ils ne trouvent pas leur place. Le mental prend totalement le dessus, très souvent et cela a pour conséquence d'empêcher l'âme de s'épanouir, de s'exprimer.

L'adolescence est une cacophonie, pourquoi ces crises de colère, pourquoi ces moments de solitude, pourquoi l'envie de partir ... pourquoi l'envie de rester..... Envie de se reconnecter avec son âme, envie de faire taire son mental, envie de faire taire les autres, envie de vivre pour lui mais aussi envie de vivre pour les autres ..... L'adolescent est en constante contradiction.

La place de l'adolescent est difficile, il veut devenir grand et adulte s'aimer, se connaitre et se comprendre, mais en même temps il a la pression, une pression collective, une pression familiale, une pression qu'il se met pour ne pas décevoir les autres, pour être comme tout le monde.... qu'il se sente en sécurité et se retrouver dans un confort de vie.

Tous ses sens sont exacerbés tout est survolté et tout est révolté il faut que le mental trouve aussi sa place.

Notre âme est pure, mais si beaucoup du monde extérieur vient la polluer, l'étouffer alors notre âme décline, c'est pour cela qu'à l'adolescence on choisit son chemin d'ordre « général » c'est-à-dire le chemin lumineux ou bien le sombre.

L'âme à ce moment-là, trouve sa voie par la constance de l'être humain qui se révolte dans le bien ou dans le mal. L'âme est triste quand tout se détraque autours d'elle, et elle peut être écrasée par les mauvaises actions ou paroles et intention de son être humain, de son « mental ». Il faut un courage exceptionnel à l'âme pour tenir et aider le chemin de vie le plus longtemps possible à l'être humain pour rentrer dans le droit chemin. Ce peut être un combat titanesque et souvent vainqueur.

L'Age adulte

L'âge adulte permet de se libérer de ses chaines, ces chaines mises par la famille, la culture, la société etc...., c'est à partir de cet âge que l'être humain devient « soi ».

Et c'est là toute la difficulté, après l'adolescence où l'on se cherche, le jeune adulte, continue son chemin mais en phase repos.

En effet après s'être épuisé pendant l'adolescence pour se retrouver, arrivé à l'âge adulte on veut un peu de calme de sérénité. Si pendant l'adolescence le travail a été correctement fait (cad un bel accompagnement, une belle ouverture d'esprits, les bons questionnements etc...) alors le repos sera un repos bénéfique. Toutefois, si cette période de recherche de soi, n'a pas abouti, alors nous resterons dans le fictif, dans le non vrai etc. l'adulte continuera son adolescence, c'est-à-dire se cherchera et continuera son combat entre le mental et l'âme.

L'adulte est une personne de plein pouvoir, qui peut par sa volonté arriver à tout, à un but qu'il se fixe. Sa ténacité, sa volonté vont être son grand atout ainsi que sa détermination. Tout cela sera son quotidien et son avenir. Tout se passe dans le mental qui est le moteur de l'adulte.

Si l'adulte continue de suivre le chemin qu'on lui dicte sur terre (la société, la famille etc…), alors l'adulte ne peux « être », il ne peut pas s'affirmer dans son vrai « être » donc il ne peut pas se découvrir et de ce fait ne peut trouver son « MOI ».

Et ça ne sera pas du vrai repos, repos libératoire énergisant etc… car il faudra continuer à avancer pour être en accord avec les autres et non avec son MOI..

Toutefois, cette phase dite de repos est bien riche. En effet c'est dans cette période que l'adulte va construire, où il va rencontrer son conjoint, fonder une famille, travailler, partir en vacance, rencontrer des gens, voyager etc…. cette phase est importante car il continue de se construire et il construit le futur des gens qui vont nous entourer. Car nous faisons tous « un ».

Donc s'il se construit en phase avec lui-même alors la vie glissera et l'emmènera à sa vieillesse dans la plus douce des vies que l'on peut avoir (bien sûr avec les bonheurs et les malheurs d'une vie et mais qui seront vécues au plus juste de l'émotion).

Mais s'il construit une vie dans le désaccord avec son âme, hé bien cela sera beaucoup plus complexe.

En effet, l' âme fera en sorte de toujours le remettre sur le droit chemin, en le mettant devant des murs, en lui répétant les mêmes situations …. Et tant qu'il n'en prendra pas conscience, cela l'empêchera d'avancer, ou du moins le ralentira, cela l'empêchera de vivre dans le bien être, et se retrouvera dans l'incompréhension totale de ce qui lui arrive mais ne chercherai pas plus loin.

La phrase clé de cette situation « mais qu'est-ce que j'ai fait pour mériter ça…. »

L'adulte ne mérite pas ça, il mérite de comprendre d'accepter et de vivre !.

Personne lui inflige cela, personne ne l'oblige à passer par là, c'est bien lui (l'adulte avec son âme et son mental)!! et seulement lui qui se l'inflige !!! Alors pardonnez-vous, aimez-vous pardonnez aux autres, aimer les autres et VIVEZ !!!

La vieillesse.

La vieillesse, est une partie de vie très importante, car c'est là que l'être humain commence à faire le bilan de sa vie et à prendre conscience. Prend conscience de ce qu'il a fait ou au contraire de ce qu'il n'a pas fait. De prendre conscience qu'il a ou pas survolé sa vie, et que sa vie est plus vers la fin que le début.

Période de remises en questions. Après c'est à l'adulte de voir s'il veut ou pas avancer dans son développement personnel pour avoir un avenir lumineux avec beaucoup de belles choses qui peuvent venir, ou bien, se dire qu'il n'y a plus rien à faire car c'est la phase de déclin pour lui ....

La vieillesse peut être bien vécue, si son âme a pu s'épanouir, car sa vie a été pleine de belles émotions et d'émotions vécues au plus juste de leur valeur, la personne a pu vivre pleinement sa vie et de ce fait n'a pas de regret. Lorsqu'il y a un sentiment d'échec, c'est là que cela devient plus complexe, et c'est là qu'il faut trouver ses propres ressources, se reconnecter avec son « âme » afin de pouvoir vieillir dans le bien être.... La vieillesse est belle, c'est la sagesse !!!

La fin de vie

La mort est une vie, une renaissance, mais ça tout le monde le sait, tout le monde a au moins entendu une fois dans sa vie cette phrase.

Le décès d'une personne est la conclusion de sa vie, le résultat de sa vie, une mort douloureuse c'est la douleur faite à lui-même et aux autres.

Une mort dans l'acceptation c'est une mort qui représente la vie, la remise en question l'évolution positive de sa vie, même si cela n'a été faite qu'en fin de vie.
Une fois décédé l'âme quitte son corps, il se peut qu'elle reste quelques jours au-dessus du corps physique, car elle ne sait pas trop ce qui se passe pour ensuite rejoindre les siens dans l'autre monde, ou bien elle peut s'en aller de suite (ce n'est pas la majorité des personnes) rejoindre la lumière.
Toutefois, beaucoup de questions se posent, beaucoup de peurs, de non savoir peut faire que cette âme ne voie pas cette lumière guidante.
C'est alors pour elle une nouvelle grande étape, comprendre. Car si elle ne voit pas la lumière c'est qu'elle se retrouve dans le bas astral (taux vibratoire bas) ce qu'il l'empêchera d'évoluer, L'âme se retrouve un peu comme suspendue dans le temps, entre deux étages.
C'est là, que nous vivant, rentrons en jeu. les personnes qui lui enverront de la lumière je parle bien des personne vivantes (par les prières, par des pensées positives par le fait de faire appel aux anges et aux archanges..., pourront l'aider à voir et à rejoindre cette lumière.
Prenons le cas, (celui le plus rencontré) où la personne décède, l'âme sort de son corps physique et reste au-dessus de celui-ci (au-dessus ou à coté, mais tout prêt de son corps) que se passe t'il pour cette âme, elle se voit hors de son corps, voit toutes les personnes autour d'elle, elle ne peut pas rentrer en contact avec et ne comprend pas ce qui se passe, peur angoisse font vite leur apparition, l'incompréhension y joue pour beaucoup. Ensuite si cette âme a bien compris ce qui arrive, elle peut ne pas vouloir partir car elle a des enfants qui ont besoin d'elle, elle est très attachée à sa maison et ne veut pas que d'autres personnes se l'approprie et bien d'autres choses comme des secrets de famille qu'elle aurait voulu mettre au grand jours etc.... faire passer un message..... De ce fait, même si elle voit la lumière par sa volonté n'ira pas et la perdra de vue. C'est alors que les vivants entrent en jeu.
Avant on prier pendant 3jours (la veillée) afin d'accompagner l'âme vers la lumière. La prière permettait d'alléger l'âme de toutes ses pensées qui la bloquait afin que

celle-ci puisse enfin voir cette lumière, cette porte lumineuse où tous ses êtres chers disparus l'attendent.
De nos jours il n'y a plus systématiquement cette veillée du moins pas aussi imposante qu'à une certaine époque, remplie de prière de messes etc…, donc notre travail est de penser positivement à cette personne, de la laisser partir, de lui pardonner... cela permettra de la rassurer, de lui indiquer qu'elle peut partir que tout ira bien pour elle et pour nous, qu'elle peut partir sereine même si c'est très douloureux pour ceux qui restent sur terre.
Ce travail est le travail de deuil, donc une âme à besoin de ce travail qu'elle soit dans son corps physique vivant ou bien hors de son corps physique décédé. Ce travail aidera aussi bien l'un que l'autre à avancer (la personne décédée et les personnes restantes).

Pour prendre un exemple concret dans la vie d'ici et maintenant. Votre conjoint, votre parent, votre enfant… décède, vous êtes dans la douleur, vous êtes dans la colère, dans l'incompréhension, dans la tristesse (sentiment que l'âme décédée vit aussi) vous ne comprenez pas pourquoi il est parti, pourquoi il est parti si tôt, pourquoi il est parti tout court (nous ne sommes pas immortel, un jour ou l'autre nous partirons tous), que se passe-t-il pour vous ? Vous vous retrouvez dans la négativité, vous n'avancez plus, vous ne vous questionnez plus, du moins vous ne pouvez plus, ni pouvez pas faire évoluer votre questionnement, et de ce fait restez dans un mal être. Que perçoit la personne décédée, tout votre mal être, et du coup elle restera elle aussi dans un mal être. Et aucun de vous n'avancera….
Tandis que si vous acceptez vos sentiments, vous pouvez vous pardonner, vous pouvez pardonner à la personne de vous avoir laissé et de ce fait accepter son départ. La lumière pourra alors venir sur vous et la personne décédée, ce qui vous permettra de vous sentir plus que vivant. L'âme décédée, quant à elle, avec toute la lumière pourra obtenir les aides dont elle aura besoin (des anges des archanges et de bien d'autres être de lumière). Vous vous entourez de tous ces êtres et donc vous

continuez votre chemin en parallèle et pour votre bien être, l'une pour dans la vie du ici et maintenant et pour l'autre dans la vie de l'au-delà.

LES BLESSURES DE L'AME

Je souhaite vous parler maintenant des blessures de l'âme. Ce n'est pas une partie évidente, car ce n'est pas la plus joyeuse.

En effet, l'âme se blesse, se fissure dans cette vie, mais aussi dans les autres.

Il faut bien s'en occuper, veiller sur elle, et prendre soin d'elle. Elle fait partie de nous, c'est soi, elle sait tout et ne veut que nous montrer la voie. Sans elle nous ne serions pas.

L'Univers envoie une âme sur terre ce petit bout de LUI a pour but de rendre la Terre plus pure, donc la plus lumineuse possible.

L'âme travaille pour l'Univers et pour elle-même. C'est-à-dire que de suivre son chemin de vie, chemin de vie qu'elle a choisi avant de s'incarner dans un corps physique lui permettra de vivre pleinement sa vie et en même temps de répondre à la demande de l'Univers.

La vie peut faire tellement de mal, que l'âme pour se protéger peut ne plus vouloir rester dans son corps physique car elle rejette la douleur et de ce fait va sortir de celui-ci pour se retrouver observateur. Et c'est là qu'on peut avoir le sentiment de ne plus avancer, ou bien d'être à côté de sa plaque. Là on parle de décalage de l'âme. Cela peut être dès la naissance, où l'âme n'a pas pu s'incarner dans le corps physique correctement et peut rester toute une vie décalée… ou plus tard lors d'un choc émotionnel…

Elle peut aussi se blesser, et de ce fait laisser un morceau de sa lumière sur ce lieu, sur le lieu du traumatisme, lors de traitements médicaux lourds... Cela peut avoir pour conséquence l'impression de répéter sans cesse la même situation, (comme rencontrer toujours le même style de personne), avoir du mal à passer à autre chose etc…

L'âme peut donner un bout d'elle-même pour sa mère pour un frère, une sœur, une personne de la famille, afin que celle-ci retrouve un peu de lumière, en cas de fatigue, de maladie, de dépression….

Puis l'âme peut aussi être volée, une partie de sa lumière peut être volée par une autre personne. Volée lors de violences morales, physique, psychologique…. Et là aussi cela aura pour conséquence une grande difficulté à lâcher la situation, à quitter la situation, à quitter la personne qui lui fait du mal, car le voleur garde bien avec lui ce bout d'âme et elle ne peut pas abandonner ce bout d'âme c'est-à-dire son âme. Elle ne peut pas s'abandonner. Donc elle reste.

Bien sûr tout ceci, se passe la plupart du temps inconsciemment,(je mettrai quand même de côté les violences physiques et morales graves).

Dans ces cas l'âme est affaiblie, il y a un manque, un vide, un trou, qui doivent être comblés. C'est comme dans la nature, la nature n'aime pas le vide, et bien là c'est la même chose.

Et c'est là que l'être physique est le plus vulnérable, des entités (énergies négatives qui peuvent être des égrégores d'émotions, des âmes perdues etc) peuvent prendre la place de ce trou et alors on passe d'émotions positives en émotions négatives en un quart de seconde, où bien lorsque l'âme est complètement sortie, c'est là que l'on peut aussi voir des cas de possession… Le corps à une place donc si on ne prend pas soin de cette âme qui peut être morcelée et en parallèle de son corps, toute entité peut y prendre place. Le corps mental doit être prêt à donner tout son amour, afin que l'âme sache qu'elle a toute sa place dans ce corps physique, qu'elle y sera pleinement acceptée, et pour qu'elle se sente bien pour y rester.

Ecoutez-vous, regardez-vous, imaginez-vous avec votre âme en parfaite harmonie, en parfaite osmose, regardez et ressentez le bien être monté en vous, intégrer dans votre être tout entier cette sensation de bien-être, d'amour et de paix.

POURQUOI ET COMMENT

SE CONNECTER AVEC SON AME ?

Pourquoi se reconnecter avec notre âme ?

Pour vivre dans le moment présent, pour être vrai, pour être sensible au monde qui nous entoure, pour développer notre intuition, pour trouver notre voie, notre chemin de vie, comprendre notre incarnation, pour faire une pause…

C'est pour toutes ces choses et bien d'autres qu'entreprendre un travail en développement personnel pour se connecter avec son moi supérieur, prend toute sa valeur.

Le fait d'être ancré, d'être aligné, d'être connecté nous permet d'avancer dans la vie sans que les doutes, les remords, les peurs et la culpabilité viennent nous polluer.

Si on se connait, on agira selon notre « Moi » ou pas, mais on en aura conscience, on sera totalement maître de nos actes sans se mentir, sans se voiler la face, sans rejeter la faute sur les autres, sur la vie, et cela nous aidera à avancer….

La vie est loin d'être un long fleuve tranquille, et l'univers nous donne cette possibilité d'interagir avec notre environnement. La vie (son chemin de vie) est là pour nous faire avancer avec la lumière, le noir, ce sont des obstacles que nous nous mettons ou que les autres vous mettent. A vous d'envoyer de la lumière, à vous d'y faire face avec toute l'aide qui va se trouver sur votre chemin, et que vous aurez su accepter.

Nous avons tous des ressentis, ces ressentis sont là pour nous aider à y voir plus clair, à nous aider de ce fait dans notre quotidien, à savoir ce qui est bon ou pas pour nous, ce qui est important ou pas pour nous.

Le travail de développement personnel peut passer par le coaching, la sophrologie, l'art thérapie, la sophrologie, la méditation, le Reiki, le Tai shi … et bien d'autres encore….

Tout est travail de remise en question, un travail de compréhension du monde qui nous entoure, de compréhension de soi, qui nous emmène à savoir qui l'on EST vraiment en sachant enfin ce que l'on aime ou pas, ce que l'on veut ou pas, tout en aillant la confiance et la foi dans ce que l'on entreprend, dans ce que l'on est.

Il n'y a vraiment pas d'Age pour commencer ce travail, pour trouver la paix intérieure, pour se trouver ou se retrouver.

Au début ce n'est pas facile, c'est une étape de grand nettoyage. Cette étape peut être dérangeante (elle est dérangeante) pour nous, car nous remuons et faisons ressurgir avec tout ce travail des émotions enfouies voire des souvenirs effacés mais bien présents en nous, et aussi dérangeant pour notre entourage, car en étant dans un malaise passager, nous pouvons avoir du mal à se supporter et de ce fait on a du mal à supporter autrui… mais cela est tout à fait normal, c'est comme à l'adolescence, on se cherche, et on passe dans diverses émotions qui sont fatigantes pour soi-même mais aussi pour les autres, en y mêlant agacement, rancœur, colère et incompréhension… Voilà une crise d'adolescence supplémentaire dans notre chemin de vie, mais qui a une magnifique issue, qui vaut vraiment le coup de vivre….. la découverte de soi !!!

Une fois ce cap de nettoyage effectué, alors là commence notre développement dans le chemin, je veux dire vers le chemin lumineux, son propre chemin….

Vous verrez ce travail s'effectuera par étape, émotion par émotion. J'aime bien cette image d'oignon, nous sommes comme un oignon, nous avons plusieurs couches de peaux, une fois la première peau enlevée, alors arrive une à une seconde, puis une troisième, puis une quatrième jusqu'à arriver à son cœur !!! À son moi le plus pur !!!

Bien sûr, si vous entreprenez un travail en développement personnel plus ou moins jeune, alors il y aura plus ou moins de peaux à enlever. Mais vous y arrivez j'en suis certaine, n'hésitez pas à vous faire accompagner par des thérapeutes par exemple, qui peuvent vous aider à vous soutenir et faire sortir plus profondément vos blocages, à appeler vos croyances quand vous faites ce travail, quand vous méditez … (dieu ou l'univers, les archanges, les anges, les saints, les guides….)

« PATIENCE EST LE MAITRE MOT DE LA REUSSITE »

Comment se reconnecter à son âme ?

Je vais vous expliquez comment retrouver et se connecter à son Ame.

Vous aurez une trame pour ceux qui ont besoin d'un guide bien défini, ou bien les autres piocheront dans ce qui va suivre.

Afin de ré-établir ou de consolider cette connexion, il faudra en faire quotidiennement. Si vous ne pratiquez pas, cela peut être difficile au début mais quand vous aurez pris le pli, vous le ferez partout, n'importe quand et vous vous en rendrez tout juste compte du fait que ça en deviendra un automatisme.

Dans les pages qui vont suivre, vous aurez des méditations, des conseils, quelques récits de mon parcours....Tout ce qui suit, c'est ce qui m'a permis d'évoluer, de me retrouver et qui à donc marché et continue de marcher pour mon propre développement. Que cela soit appris en formations, que cela m'ait été envoyé par les guides ....

Je ne vous transmets que ce qui m'a permis d'évoluer, mais surtout ne vous arrêtez pas à cela, aller chercher, fouiller dans les librairies, cherchez des exercices, des méditations qui vous parleront le plus !!! Nous sommes tous différents, tous uniques et de ce fait il n'y a pas qu'une seule méthode.... Bon voyage dans la découverte de votre âme.

Les étapes et concepts :

Voici les différentes étapes obligatoires à faire pour bien démarrer un travail. Elles sont dans un premier temps décomposées afin que vous puissiez l'acquérir progressivement et en comprendre les effets, mais vous verrez vite qu'elles sont en fait indissociables. Elles ne font qu'un.

En pratique c'est un travail de tous les jours, un travail d'endurance, et à mettre en place sans force. Il y aura des semaines où tous les jours vous en ferez, vous y penserez et vous le ferez avec plaisir, et d'autres où vous ne trouverez pas le temps, où n'aurez pas envie… NE VOUS FORCEZ PAS, cela viendra, pensez-y c'est tout, vous avez envie de le faire et bien Faites, écoutez-vous.

Le principal c'est de le mettre en place et de commencer à le faire, d'impulser l'envie, ensuite vous le ferez à votre rythme. Vous verrez alors que vous ne pourrez plus vous en passer.

Voici les différentes étapes les plus importantes à mon sens, lorsque l'on démarre un développement personnel, spirituel.

- **La respiration**
- **L'ancrage**
- **Le centrage**
- **Le lâchez prise**

Pour aller un peu plus loin nous verrons les éléments suivants :

- **Les chakras**
- **les croyances limitantes**

Les différentes aides :

- La lithothérapie
- Les fleurs de bach
- Les macérats de bourgeons
- La sophrologie
- La psychothérapie
- L'énergétique …

Maintenant nous allons voir les différentes étapes présentées ci-dessus et comment les mettre en pratique.

LA RESPIRATION :

La respiration, facile !!! me diriez-vous, c'est ce que vous faites pour vivre !! Mais pas du tout, ce n'est pas si simple que cela. Car nous ne respirons pas comme il le faut pour la plupart des personnes.

La respiration permet d'oxygéner notre corps, notre cerveau. Et lorsque cette respiration est contrôlée (je prends le cas de la respiration sophrologique), elle favorisera en plus la concentration et le contrôle des émotions.

En effet, pour se reconnecter avec son âme, pour communiquer avec elle il faut ressentir ses émotions, et ressentir ce qui se passe dans tout notre être. (j'y reviendrai plus tard) c'est-à-dire, établir le lien entre esprit le corps et le mental.

Donc je vais vous présenter une technique de respiration que vous utiliserez avec les exercices qui vont suivre et que vous pourrez réutiliserez autant de fois que vous le désirerez chez vous, ou en extérieur, pour toutes les situations inconfortables ou confortables que la vie voue emmènera à croiser, à vivre. Afin d'en intégrer les ressentis et en apprendre quelque chose.

La respiration que j'appellerai de base s'établie en 3 étapes :

-La première on inspire par le nez en gonflant notre ventre

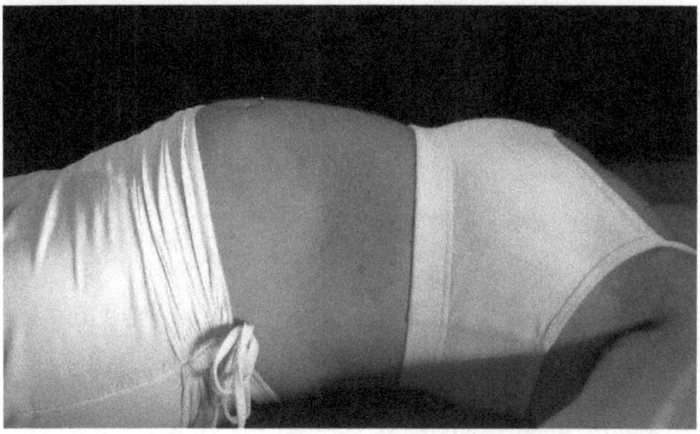

- La seconde on retient la respiration le plus longtemps possible

- La troisième on respire par la bouche longuement en vidant notre ventre.

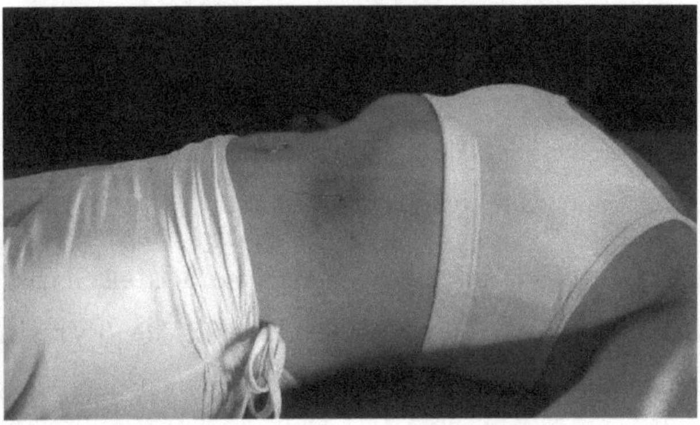

Pour plus de facilité lorsque l'on débute nous pouvons le faire allongé avec une main sur le ventre. Cela peut aider.

De plus, vous pouvez faire cette technique juste avec les étapes une et trois, c'est-à-dire sans retenir l'air…

L'ANCRAGE

Voici pourquoi s'ancrer est si important.

Prenez soin de cet ancrage à la terre et vous prendrez soin de vous tant sur votre forme physique mais aussi pour avancer dans la confiance.

Comment s'ancrer ?

Tel un arbre il nous permet d'être enraciné, d'être nourris, nourri d'énergie provenant de la planète terre.

Ancré tel un bateau pour ne pas s'égarer ;

Ancré pour être là dans le moment présent, figé, là pour regarder, écouter vivre ce qui se passe dans le « ici et maintenant ».

Voici pourquoi s'ancrer est si important.

Prenez soin de cet ancrage à la terre et vous prendrez soin de vous tant sur votre forme physique mais aussi pour avancer dans la confiance.

L'ancrage c'est la connexion directe de notre corps physique et énergétique à la terre mère.

L'ancrage doit partir du chakra racine. Pour rappel, il se situe entre les deux jambes au niveau du sexe et est de couleur rouge vif. A faire tous les jours, dès le levé car la nuit nous avons tendance à voyager….

Marcher pied nu, jardiner, travailler la terre, se balader dans les forêts… permettent l'ancrage.

<u>La marche</u> :

Lorsque vous marchez imaginez que vous avez deux racines qui partent de votre chakra racine et descendent l'une par la jambe gauche et l'autre par la jambe droite pour ressortir par vos pieds et descendre dans la terre.

Lorsqu'elles sont dans la terre elles se déploient en plusieurs racines qui s'enfoncent profondément en terre. Vous êtes ancré.

<u>Méditation d'ancrage</u> (je vous invite à l'enregistrer sur votre téléphone ou dyctaphone en prenant un rythme de lecture lente afin que cela soit plus facile à faire à intégrer):

Vous êtes debout, pieds nu, vous fermez les yeux, jambes légèrement écartées, vous vous tenez bien droit en baissant légèrement les épaules en arrière. Vous inspirez par le nez tout en gonflant votre ventre et expirer doucement par la bouche en dégonflant votre ventre. Tout en inspirant et en expirant vous allez maintenant détendre toutes les parties de votre corps. Votre visage, votre mâchoire, votre cou, votre dos, vous continuez à détendre les bras, les mains, vous sentez votre corps qui devient lourd, plus lourd, vous continuez à descendre, votre bassin est détendu, vos jambes sont détendues, les pieds sont détendus.

Maintenant vous imaginez qu'au niveau de votre chakra racine s'y trouve une grosse boule lumineuse rouge, de cette boule lumineuse rouge part deux faisceaux lumineux qui passent chacune dans une jambe. Elles ressortent par les pieds et partent dans la terre.

Ces racines rouges percent la terre, descendent au plus profond de la terre et chacune d'elle font d'autres racines, qui s'étalent verticalement et horizontalement tout autours et à l'intérieur de la Terre.

Inspirer, expirez et restez un instant. Prenez l'énergie de la terre.

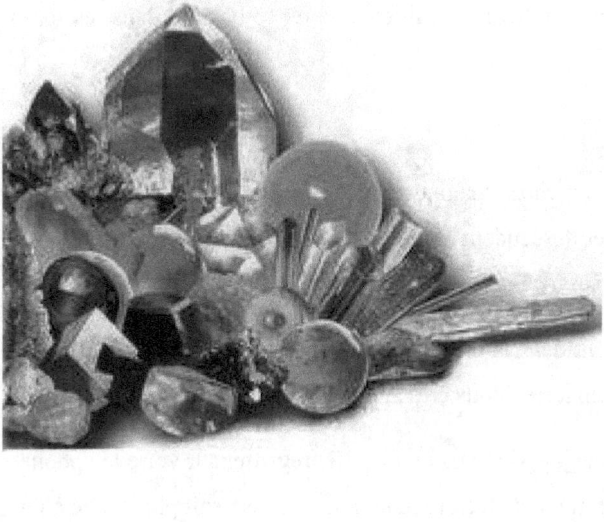

La lithothérapie :

Les pierres peuvent vraiment être un aide précieuse, que l'on peut se servir au quotidien où lorsqu'on en ressent le besoin.

Spinelle Noire : possède les propriétés de la tourmaline noire en plus intense. Forte pour l'ancrage, elle nous aide à aller jusqu'au bout des choses. Pierre de protection très puissante.

Tourmaline Noire : Correspond au chakra racine (ou de la base) ou à la plante des pieds. Elle est une pièce maîtresse en lithothérapie. Protège des radiations électromagnétiques (T.V, ordinateurs, portables, appareils électriques,etc). Permet de se protéger de tout ce qui est négatif. Puissante pierre d'ancrage à la terre. Essentielle lors d'un travail de méditation.

Le grenat : Correspond au chakra racine (ou de la base). Pierre stimulante qui combat l'anémie et la fatigue. Excellente pour compenser les insuffisances veineuses. Donne force et courage pour lutter contre les maladies. Bon stimulateur sexuel chez l'homme. Déconseillée aux hypertendus et colériques.

LE CENTRAGE

Le centrage est le fait de n'êtes qu'un, d'établir un lien unique entre l'univers et nous, on ne fait plus qu'un, on est relié à la terre et au ciel. On est lumière, on est force et puissance, on fait parti du tout, on est un tout !!!

Le centrage est un équilibre de notre être tout entier, par le cœur on est puissant on « est » c'est tout.

Comment se centrer

Le centrage s'effectue par la respiration et le centrage au cœur, toute l'énergie doit être ramenée au cœur.

La respiration du ventre, ensuite l'ancrage, ensuite rapporter avec ses mains nos différents corps éthériques en son cœur et continuer à bien respirer.

Le centrage est à faire tous les jours, tous les matins ou tout au long de la journée, quand vous le voulez, cela procure un bien être dans notre être tout entier, nous permet de nous connecter directement à notre être divin, à voir les choses clairement, à éviter que les énergies extérieures viennent nous perturber.

Exercice de centrage :

Mettez-vous debout, ancrez-vous, respirez profondément, décontractez-vous.

Maintenant vous écartez vos bras au niveau des épaules et rejoignez vos mains en les posant sur votre chakra du cœur, et restez un moment comme cela. Ressentez comment votre corps est droit comme vous vous sentez bien ancré et relié au ciel. Vous pouvez imaginer que vous ramenez à votre cœur tous vos différents corps éthériques. Vous pouvez ressentir une légère retenue au niveau des mains c'est l'énergie.

Méditation :

Je vous invite à vous mettre debout, pieds nu, yeux fermés, vous respirez profondément, vous inspirez par le nez et expirez par la bouche. Tout en inspirant vous faites entrer une lumière blanche qui va venir irradier tout votre corps, toutes vos cellules, tous vos organes et à chaque expiration vous allez faire sortir de la fumée noire, se sont toutes vos émotions négatives qui se sont accumulées en vous, émotions intérieures et extérieures qui sont venues polluer tout votre être de cette journée ….

Je vous invite à le faire 4 fois de suite.

Maintenant je vous invite à imaginer un faisceau lumineux qui va partir du chakra racine et descendre directement au plus profond de la terre, au centre de la Terre mère. Par ce faisceau, vous allez faire remonter l'énergie de la terre jusqu'à votre chakra du cœur. Cette énergie remonte par le chakra racine, ensuite arrive au niveau du sacré, ensuite passe par le plexus solaire, et arrive au niveau du cœur.

N'oubliez pas de bien inspirer et d'expirer.

Maintenant je vous invite à partir de votre chakra couronne de faire sortir un faisceau lumineux qui va monter directement dans le ciel, qui va rejoindre l'univers. Maintenant que ce second faisceau lumineux est placé je vous invite à faire descendre l'énergie du ciel jusqu'à votre cœur. Il passe par votre tête, votre troisième œil, votre gorge pour finir à votre cœur.

Maintenant vous êtes centré, ce faisceau ne fait qu'un, vous êtes relié au ciel et à la terre, vous êtes connecté au divin, ainsi qu'à la terre mère, vous ne faites plus que un.

Prenez le temps de ressentir cette énergie qui vous traverse, laissez-vous faire, écoutez-vous, ressentez comment vous vous sentez vivant, comment vous vous sentez bien, fort, courageux, comment vous êtes confiant en la vie, confiant en vous.

Restez quelques minutes si vous le désirez…

Maintenant je vous invite à revenir dans le ici et maintenant, vous restez centré et ancré mais commencez par bouger vos mains vos bras, étirez-vous, bougez vos épaules, vos jambes et vous pouvez ouvrir les yeux dès que vous le voulez.

<u>Lithothérapie</u> :

Pierre à choisir selon vous, écoutez-vous, prenez si elle vous attire et laisser si ça ne vous dit rien.

<u>Le rubis</u> : Pierre de vérité, purificatrice le rubis active et vivifie le corps tout entier, stimule et réchauffe l'énergie de l'amour dont il est porteur cela englobe toute la gamme depuis la sexualité à l'amour divin universel, il donne du courage et de la vaillance, c'est une pierre de protection

<u>L'Emeraude</u> :

En tant que pierre verte, elle stimule les forces de régénération de l'organisme. Elle convient aux tempéraments bilieux. L'émeraude harmonise tous les centres énergétiques (chakras). C'est une pierre d'amour et de renouveau mais, paradoxalement, si elle est portée constamment elle peut déclencher des émotions négatives. L'émeraude est une pierre qui évolue (elle vit !) Il ne convient pas de la mettre en contact avec d'autres minéraux, à l'exception du diamant.

Le Saphir :

Excellente pierre de méditation, sa vibration nous rappelle la présence du divin, il écarte de notre chemin les errances, les illusions et les doutes pour nous permettre de réussir tout ce que l'on entreprend.il est conseillé de porter un saphir au niveau du cœur.

LE LACHER PRISE

Le lâcher prise vous permet de vivre, de respirer, d'être dans le moment présent, tout cela en même temps.

Pourquoi lâcher prise, pour se ressourcer, être présent dans le ici et maintenant, être centré en soi même, relié au ciel et à la terre, être vrai avec soi et les autres. Etre dans le ici et maintenant et non dans le passé et non dans le futur.

Lâche prise chaque jour et vous verrez des changements directs dans votre vie. Une intention et un centrage de quelques secondes pour les plus habitués, et quelques minutes pour les débutants suffiront amplement pour en voir l'ampleur. Ce qui change en nous et ce qui change avec notre entourage.

Comment lâcher prise

Le lâcher prise est un gros morceau ! en effet pour moi le lâchez prise a été difficile à comprendre, à assimiler, à accepter.

En effet le mental est tellement présent que lorsque l'on parle de lâcher prise on a du mal à en voir les effets, à voir comment y arriver. Mais une fois compris et surtout vécu alors là on ne s'en passe plus !!!!

C'est une partie que je trouve très importante pour moi et donc je vais vous en dire plus sur mon parcours personnel du lâcher prise, afin je l'espère de vous aider dans cette assimilation et compréhension du lâcher prise….

Au tout début je lisais partout il faut lâcher prise ; lors de formation on me parlait de lâcher prise, de faire taire le mental ; mes guides me disaient il faut travailler ton lâcher prise pour avancer, pour évoluer pour grandir et faire de belles choses ; comprendre …. Que du charabia pour moi. Lâcher prise lâcher prise, quels beaux mots mais qui ne voulaient rien dire pour moi à ce moment-là…

Taire le mental ok, mais quand vous vivez à 10000 à l'heure entre le travail, les transports, les enfants, la famille, les activités extérieures….. Dur dur de faire taire le mental, dur dur de se poser un instant, dur dur dès lors que l'on se pose d'effectuer le vide, de ne pas se dire, ah bé tiens j'ai oublié de marquer ça sur la liste des courses, tiens il faut que je paye telle facture …. Et pleins d'autres pensées qui sont beaucoup plus imposantes dans notre esprit que celle-là (problème relationnel, une séparation, un deuil, une maladie….).

Donc comment faire, premiers essaies la méditation, attention j'ai essayé la méditation sans voie, sans guidance !!! Quelle erreur !! quelle horreur, les pensées étaient là et plus que là et plus j'essayais de ne pas penser plus je pensais, le serpent qui se mort la queue, j'ai vite laissé tomber car j'étais frustrée, et avec l'impression de n'arriver à rien.

Ensuite je suis revenue tout simplement à la sophrologie, j'ai repris tout simplement la respiration de base avec la pensée focalisée sur le circuit de l'air dans le corps, et là miracle les pensées se sont estompées, pas complètement mais les trois, quatre premières respirations c'était parfait et au fil des jours et des semaines je pouvais tenir deux trois minutes…

Mais je m'ennuyai, ça me faisait du bien mais je m'ennuyer, ok ça me calmait, je me centrais, mais je m'ennuyais, donc retour aux méditations, mais méditations guidées !!! et là génial, les pensées par moments étaient présentent mais j'ai appris à ne plus focaliser dessus, et de ce fait ces pensées passaient sans que je ne m'y arrête !!!

Et j'ai commencé à accepter beaucoup de choses. En faisant ces méditations

Guidée sur le lâcher prise, j'ai pu accepter qu'il m'était impossible de tout contrôler et surtout que ce n'est pas un but dans cette vie, bien au contraire. Le contrôle nous empêche d'avancer, nous empêche de voir qu'il y a tellement d'autres belles choses qui nous attendent.

D'accepter que ce qu'il m'arrive c'était de mon fait et pas du fait des autres. S'il m'arrive de belles choses c'est grâce à moi, s'il m'arrive de choses moins plaisantes, c'est de mon fait…

De comprendre que j'étais unique, que je suis un être unique.

D'accepter d'être différente, et de ne pas être comprise de tout le monde et de ce fait comprendre la différence des autres…. Et oui on n'évolue pas tous de la même manière et à la même vitesse, donc beaucoup d'indulgence et d'empathie sont nécessaires.

Et au fil des jours et des semaines, j'ai compris que le lâcher prise permettait :

- De s'accepter, et d'accepter ce qui se passait dans cette vie, dans sa vie
- De traiter un problème plus posément
- De prendre confiance en soi
- De comprendre ses émotions
- De ne pas être pollué par les émotions des autres

- De vivre les situations et les émotions au plus juste (les émotions qui nous incombent et celles qui ne nous incombent pas)
- Et bien d'autres choses encore que vous découvrirez par vous-même…

Maintenant rentrons dans la pratique, comment lâcher prise ? Il existe beaucoup d'exercices, de méditations qui pourront vous aider, fouillez et choisissez ceux qui vous parlent le plus. Ne faites rien à contre cœur, j'insiste sur cela, écoutez-vous.

Méditations (complète avec ancrage, centrage et lâcher prise) : (à enregistrer)

Installez-vous le plus confortablement possible, maintenant vous allez vous concentrez sur votre respiration. Vous inspirez par le nez profondément en gonflant votre ventre, vous bloquez l'air dans vos poumons et expirez par la bouche en vidant tout l'air de votre ventre. A chaque inspiration vous allez faire rentrer de la lumière blanche très lumineuse, et à l'expiration vous soufflez de la fumée noire, cette fumée représente tous les soucis, le négatif accumulé dans votre journée. Refaite le 3 fois. La lumière blanche prend la place de ce sombre dans tout votre corps, dans tous vos organes, dans toutes vos cellules.

…

Maintenant vous reprenez votre respiration normale, vous allez détendre chaque partie de votre corps un à un afin d'atteindre la détente profonde, nous commençons par le visage, vous allez détendre tous les muscles de votre visage en commençant par le front, les muscles de votre front sont détendus, les muscles des paupières sont détendues, vos joues sont détendues, votre mâchoire, votre cou sont détendus, votre dos est détendu, vos épaules vos bras jusqu'au bout des doigts se détendent, vous sentez que votre corps petit à petit devient lourd, on continue avec votre buste, votre buste est détendu, vous sentez votre cage thoracique se desserrer, votre respiration est fluide, vous vous sentez bien, détendez votre abdomen, votre ventre, les muscles des fessiers sont détendus, vos jambes sont détendues vos orteils jusqu'à l'extrémité sont détendus.

Vous sentez votre corps devenir lourd, très lourd, très lourd, vous êtes calme, très calme, continuez à respirer calmement....

Maintenant vous marchez sur un chemin en terre, vous êtes pieds nus, vous avancez en confiance, vous sentez la chaleur agréable du soleil sur votre visage, sous vos pieds vous sentez le sable chaud, cette chaleur est agréable, vous vous sentez bien, vous sentez cette puissance de la terre remonter dans vos jambes, vous êtes paisible, vous vous sentez en confiance, vous êtes bien, continuez à avancer sur ce chemin...

Tout au loin de ce chemin vous voyez une boule lumineuse, vous vous approchez calment, sereinement, plus vous vous approchez plus cette boule lumineuse grossit, s'agrandit...

Maintenant je vous demande de penser à tous les soucis, les pensées qui vous polluent votre mental, toutes vos émotions négatives, les personnes qui vous portent soucis, vos problèmes, tout ce qui vous gènes...

Une fois fait, vous allez attraper cette boule lumineuse et vous lui confiez tous vos soucis, toutes vos pensées, vous les mettez à l'intérieur...

Maintenant lancez cette boule lumineuse avec tous vos problèmes très loin et très haut dans le ciel, et quand elle est au plus haut que cette boule devient très petite vous la faite exploser !!!!

Un magnifique feu d'artifice !!! de toutes les couleurs, ou seulement de couleurs blanche, continuez à respirer calmement,

Vous vous sentez léger, vraiment léger, ces pensées ne vous gêneront plus, ses pensées se sont transmutées en lumière...

Restez un instant avec cette sensation de bien-être, ce sentiment de légèreté, profitez, et sentez que c'est agréable…..

Maintenant je vous invite, à revenir dans le moment présent, petit à petit, respirez profondément, votre corps se réveille, commencez par bouger doucement vos doigts, vos mains, vos jambes, étirez-vous, baillez, et ouvrer les yeux…

Lithothérapie :

La scolecite est une pierre douce, elle nous aide à rester centré lors d'épreuves difficiles. Elle calme les personnes ayant un caractère emporté.

La Tanzanite a une énergie douce et subtile, qui se manifeste surtout au niveau mental.

Exercice à faire dès que le besoin s'en ressent :

Cet exercice est très puissant, et nous permet un lâcher prise pratiquement en instantané. Au début vous risquez de ne pas y arriver facilement lorsqu'il y aura une situation inconfortable, ce n'est pas grave, donner vous du temps de le faire le soir une fois rentré chez vous, mais faites-le !!!! Si vous vous le dites, vous faites, vous vous en remercierez.

Lorsque vous ressentez des émotions négatives, vous vous êtes accroché avec un collègue, avec un proche, vous vous êtes énervé pour quel que soit la raison etc.. Alors prenez le temps de vous arrêter, et de vous envoyer plein de lumière, et que l'on vous envoie plein de lumière.

Essayez de ressentir où cette émotion s'accroche, ou elle perturbe votre corps, et dès que cette émotion surgit, hop vous demandez et vous faites rentrer de la lumière blanche à cet endroit, afin d'enlever ce sombre et de n'en laisser que de la lumière, afin de transmuter cette énergie négative en énergie positive, et remerciez-vous et remerciez les êtres de lumières qui vous ont aidé à ce moment-là.

LES CHAKRAS

Les chakras sont des centres énergétiques présents dans notre corps. Ils se situent en avant et en arrière de notre corps physique. Ils absorbent l'énergie extérieure pour ensuite la redistribuer à notre corps et organe. Lorsque le chakra est défaillant il entraine la fatigue, la maladie, donc un nettoyage est nécessaire pour le garder en bonne fonction de marche et de ce fait nous garder en bonne santé.

Pour arriver à notre but de connections nous aurons à travailler avec chaque chakra, mais utiliserons le plus le chakra coronal, le chakra du cœur et le chakra racine.

Le chakra racine est le premier chakra :

il se situe au niveau du périnée, sa couleur est rouge vif. Il influence le corps physique, reins, vessie et organes génitaux. Il correspond à l'incarnation, à l'ancrage, à la vie matérielle et physique. Sur son existence, et son envie de vivre pleinement son incarnation.

Le second chakra est le sacré :

il se situe sous le nombril, sa couleur est orange. Il joue un rôle dans la confiance en soi, la créativité, la croyance, la sexualité, l'intuition. C'est le fait de penser, de ressentir et d'avoir foi en ce que l'on fait, à ce que l'on entreprend, en la vie.

Le troisième chakra est le plexus solaire :

il se situe entre les deux seins un peu en dessous, il est de couleur jaune, il est relié au centre digestif c'est le centre des émotions, des sentiments, de la confiance… C'est le fait d'avoir envie de et s'en sentir capable.

Le quatrième chakra est le cœur : il se situe au centre de la poitrine, il est de couleur vert, rosé, il est le centre de la compassion, de l'altruisme, des relations personnelles. C'est le fait de ressentir, d'éprouver.

Le cinquième chakra est la gorge :

il se situe au niveau de la gorge, de couleur bleu. Il est lié à la thyroïde, à la gorge. C'est le centre de l'expression, des pensées de la communication de l'intuition. C'est le fait de s'exprimer.

Le sixième chakra est le troisième œil :

il se situe au milieu du front, il est de couleur bleu indigo. Il est lié à la vue, l'hypophyse etc…. C'est le centre de la clairvoyance, de la visualisation, de l'intuition.

Le septième chakra est le coronal : il se situe au sommet du crâne, il est de couleur violet. Il est lié au cerveau, au système nerveux, au divin etc… c'est le centre de la compréhension de notre être avec et par le monde.

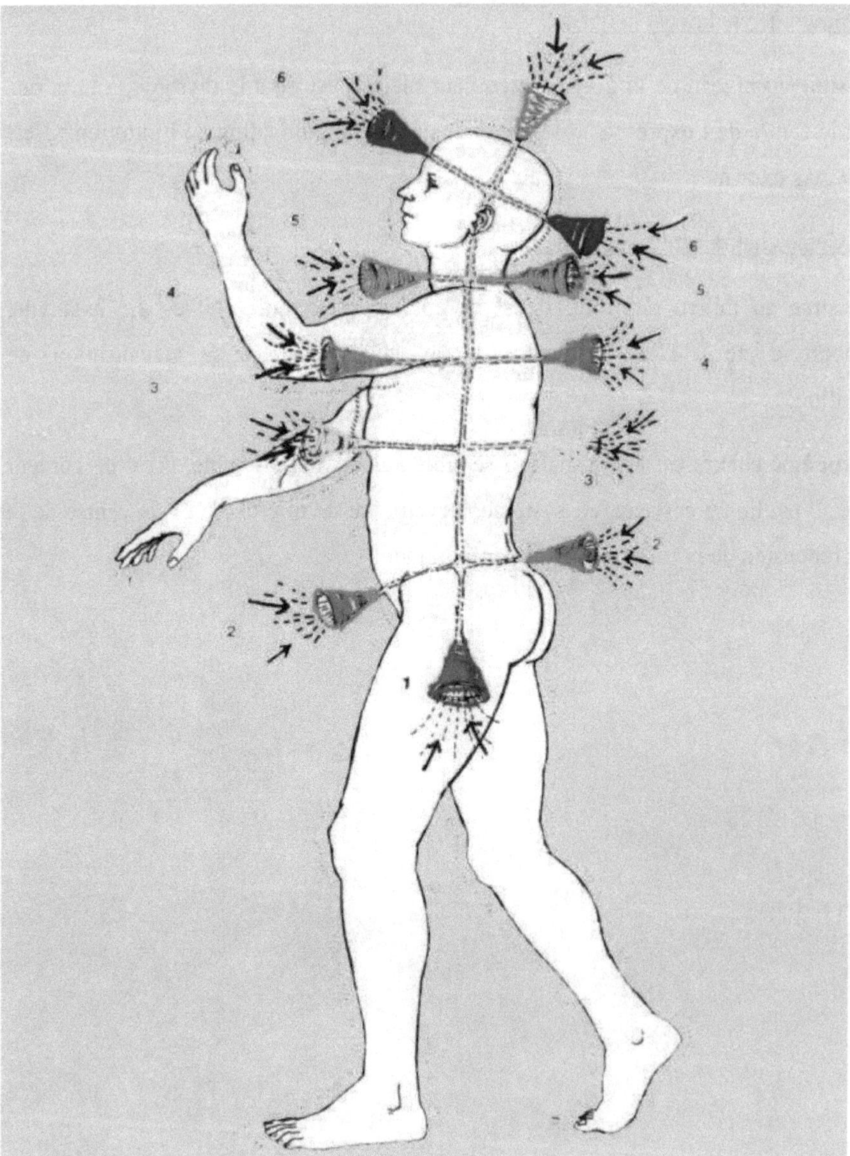
6
5
4
3
2
1
6
5
4
3
2

LES CROYANCES LIMITANTES

Qu'est ce qu'une croyance limitante ? Une croyance limitante est une pensée, qui est pour nous une certitude, une vérité, dans le fait que nous sommes incapable de faire … et de ce fait on ne fait pas. On se bloque à notre pensée limitative.

Elles peuvent venir de notre passé, de notre éducation, de notre personnalité…

Quelques exemples :

- Je suis trop vieux pour…
- Je ne suis pas assez intelligente pour…
- Je ne trouverai pas de travail car mon secteur est bouché…
- …

Toutes ces croyances limitantes vous parviennent par votre esprit, par votre mental, et polluent votre connexion avec votre âme.

C'est là l'importance de mettre en jeu, la respiration, l'ancrage, le centrage …, et de mettre à jour ces croyances limitantes.

Et on en a énormément !!!!

Voici les différentes étapes qui selon moi vous permettrons de les gommer, de les effacer.

Première étape : les identifier, comment ?

Je vous invite à prendre un carnet et à marquer ce qui selon vous vous empêche d'avancer, ce que vous vous dites de négatif et qui vous permet de rester au même point dans telle ou telle situation. Demandez à votre famille, à vos amis…

Comment la reconnaitre ?

- C'est une pensée

- Qui est perçue comme vrai
- Qui empêche d'aller de l'avant, de se lancer

Quand vous en avez répertorié, choisissez en une, peu importe laquelle et passez à la seconde étape.

Seconde étape : associer à une émotion négative

- associez cette croyance limitante à une émotion désagréable telle que la colère, la culpabilité, la tristesse, la frustration ...Pourquoi ? car l'être humain préfère vivre une émotion positive que douloureuse, le corps rejette le négatif.

-respirez profondément, Ancrez-vous, centrez-vous, et pensez fortement à cette croyance limitante. Ressentez cette sensation qu'elle provoque en vous, ressentez et associez là à une émotion négative.

Troisième étape : création de la croyance dynamisante

-Remplacer cette croyance limitante par une croyance dynamisante.

Si vous avez des difficultés à trouver, vous pouvez vous aidez des phrases de la méthode couet, et en parallèle peut être vous servir de cette méthode pour avancer ?...

- respirez profondément, Ancrez-vous, centrez-vous, et pensez fortement à cette croyance dynamisante. Ressentez cette sensation qu'elle provoque en vous, ressentez et associez là à une émotion positive.

Voici un exemple :

Clara, travaillant comme agent administratif. On lui demande de participer en tant qu'intervenant lors d'une formation.

Sa croyance limitante ;

- Je m'exprime mal donc je ne vais pas apporter ma contribution à cette formation

Association à une émotion négative :

- Je ne suis pas capable de le faire, je vais bafouiller et les gens ne vont pas me comprendre, **émotion d'anxiété**

Création de la croyance dynamisante :

- Je m'exprime librement et facilement.

La lithothérapie :

Les pierres peuvent vraiment être un aide précieuse, dont on peut se servir au quotidien où lorsqu'on en ressent le besoin, lors de méditation, de nettoyage énergétique, de protection contre les ondes électromagnétiques, pour la concentration, le lâcher prise, à porter sur nous ou bien à mettre dans une pièce….

Autres :

Les fleurs de Bach, les bourgeons, les elixirs floraux etc….

La sophrologie, la kinésiologie, la psychothérapie, le yogga, les art martiaux etc….

peuvent vous venir en aide lors de votre développement personnel et affronter les évènements de la vie ….

Je vous rappelle, que toutes ces aides, sont bien là pour vous aider dans votre parcours et ne remplacent en aucun cas vos traitements en cours, prescrit par votre médecin, seul votre médecin est apte à vous arrêter ou pas un traitement.

LE NETTOYAGE DE SA MAISON

Je ne voudrais pas finir ce livre sans parler de son lieu d'habitation. En effet, lorsque l'on entreprend un travail spirituel, et de développement personnel, il faut bien prendre en compte le milieu où l'on vit !

Pourquoi ? car lorsque nous vivons dans un milieu négatif, et que nous voulons grandir, évoluer, et bien cela aura pour conséquence un grand frein à notre évolution, voire une incapacité à y arriver.

Prenons un exemple :

Dans une pièce, il y a une cheminée qui projette de la fumée partout, vous êtes en plein milieu et de ce fait en êtes rempli, vous vous sentez sale. Vous sortez pour aller vous doucher et rerentrez dans cette pièce pour y manger ou autre. La douche vous a fait du bien, mais de retour dans la pièce vous vous ressentez aussi sale, c'est identique dans la maison chargée négativement….

Notez bien que chez « soi », est le reflet de nous-même, vous diraient les expert FENG SHUI, et je suis bien d'accord avec eux. Si nous nous ne sentons pas bien chez nous, alors nous ne sommes pas bien à l'intérieur de nous-même !!!

Donc travaillons l'intérieur de nous-même ainsi que l'intérieur de son chez soi !!!!

Dans notre lieu d'habitation, nous pouvons avoir à faire à toutes sortes d'entités, de champs magnétiques, de courants d'eau etc….

Lors de disputes nous créons nous même une entité négative, un égrégore qui va rester dans la maison, et plus il y aura de conflits, plus cet égrégore grandira et prendra de la place.

Vous avez aussi les âmes, celles qui sont coincées, celles qui sont accrochées au lieu (allumez une bougie afin qu'elles retrouvent le chemin), faites appel à un passeur d'âmes etc…

Vous pouvez faire venir un géobiologie, qui est un expert en tout ce qui est nuisance au sein d'une maison, et vous pouvez vous aussi travailler un peu pour rendre votre habitation plus lumineuse !!!!

Vous allez trouver l'encens, les bougies, les ondes de formes, les pierres etc….

Ce dont je vais vous parler, surtout, ce sont les pierres et l'encens !!! deux éléments que j'adore travailler et dont je suis convaincue des effets bénéfiques…

L'encens, vous pouvez acheter de l'encens en résine, qui se brule sur du charbon de bois que vous passerez dans chaque pièce, en insistant bien dans tous les angles, afin de dégager tout ce qu'il convient de dégager.

Vous trouverez le benjoin, qui aura un but de nettoyage des énergies négatives, de repousser les entités, d'assainissement de l'air etc…. d'ailleurs au passage, passez-vous entre vos jambes, sous vos bras et tout autour de vous la fumée d'encens, qui permettra une purification de tous vos corps !!!!

Aérez bien votre maison une fois fait !!! Cela permet de bien faire partir cet air chargé de négatif qui se décollera des murs et objets, et aussi permettra de renouveler l'air de la maison.

Ensuite, une fois fait, vous pouvez repasser dans vos pièces avec de l'encens de rose, pour mettre beaucoup d'amour dans cette maison !!!!

Je vous rappelle que lorsque l'on enlève il faut remettre, donc ici on enlève le négatif présent et on y remet du positif !!!

La lithothérapie, vous pouvez acheter des pierres de tourmaline noire que vous mettrez soit à chaque angle de la maison, soit à chaque angle de la pièce.

Vous pouvez acheter une lampe de sel, qui permettra d'absorber le négatif et de purifier l'air aussi, et sa lumière douce est apaisante.

Ensuite vous pouvez mettre un œil de tigre au-dessus de votre porte qui repoussera le négatif en dehors de chez vous, ou du moins l'empêchera de rentrer.

N'oubliez pas de les nettoyer et de les recharger….

Le sel : vous pouvez prendre un verre d'eau avec une grosse cuillère à soupe de gros sel dedans et le placer en hauteur dans chaque pièce de la maison. Surveillez et la changer chaque mois si le sel ne remonte pas avant à la surface du verre.

Plus la pièce est chargée de négatif, plus le sel remontera vite sur la paroi du verre à en déborder !!!, de ce fait vérifier et renouveler. (le verre ne doit servir qu'à cela, ne buvez pas après)

Les petits plus !!!!

Voici quelques quelques outils radiesthésique pour mesurer les taux vibratoires des lieux, des objets, des personnes, des animaux etc… Cela peut vous permettre de savoir où vous en êtes, s'il faut vous nettoyez, nettoyer sa maison, quoi prendre comme médicament etc….

L'unité de bovis :

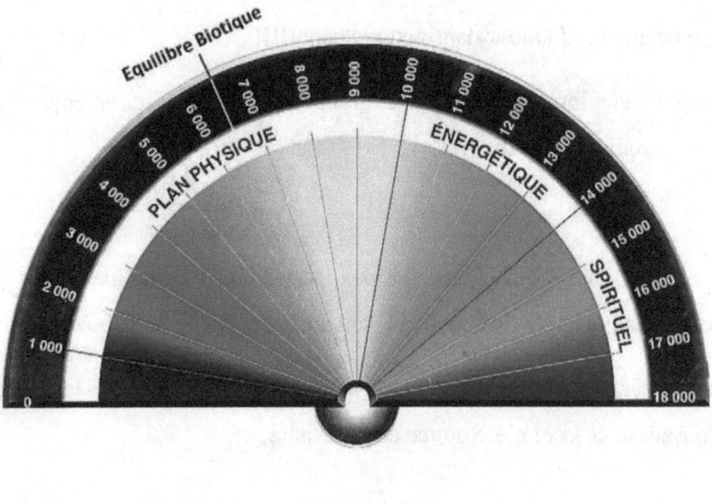

Ce cadran permet de mesurer le taux vibratoire. Avec l'aide de votre pendule placé au centre bas du cadran vous demandez quel est le taux vibratoire de cette pièce par exemple et vous regardez où il se positionne. Plus le taux est bas, plus il faudra nettoyer. Vous pouvez regarder le taux vibratoire de votre alimentation, par exemple, le taux vibratoire des haricots vert bio, et comparer avec des haricots non bio, pareillement avec un médicament, ou bien une pierre ….

Le pendule

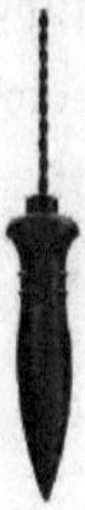

Il existe toute sorte de pendule, en bois, en métal en acier, en cristal… Pour moi tous sont bons, et vous pouvez le choisir en fonction de votre attirance de vos ressentis. Il peut répondre à vos questions, localiser un endroit, un objet ou une personne.

FIN

Redonnons de l'Amour, de la paix, de la joie à notre nature, à notre âme. Acceptons l'inconnue… Prenons le temps d'une pause, prenons le temps de marcher pieds nu, de sentir la rosée du matin sur l'herbe fraiche du matin, de sentir les odeurs enveloppantes de bien être qui nous entourent, d'entendre le chant des oiseaux, de fermer les yeux et de ressentir le vent sur nos joues, de ressentir la douce chaleur du soleil qui nous réchauffe le cœur.

Vivons le plus possible dans la gratitude, dans le sentiment vrai c'est-à-dire le sien, en s'écoutant, en prenant soin de soi, en prenant soin de son âme.

On dit que nous n'avons qu'une vie, et bien non, sans parler des vies antérieures, notre vie dans le ici et maintenant est au nombre de deux.

En lisant ce livre, je suis sûre que vous avez pris conscience de beaucoup de choses, et je vous assure que votre vie passée est terminée et que vous êtes en train de basculer, ou du moins, de mettre un pied dans cette seconde vie.

Je vous le redie, il n'y a pas d'âge. Cela peut se faire à 15 ans, à 30 ans ou à 70ans.

Donnez-vous la chance de vivre cette seconde vie, qui est d'Amour et de Paix intérieure, on le mérite tous, nous sommes tous unique, tous des êtres divins, alors **profitons-en** !!!!!

BIBLIOGRAPHIE :

Voici quelques ouvrages qui pourront vous être utiles lors de votre guérison personnelle.

- MALENFANT, Karine . *Comprendre, harmoniser et guérir vos chakras*, édition Ada, 2011
- DALE, Cyndi. *La bible de la guérison par les chakras,* éditions Médicis, 2016
- TEYSSEDRE, Mary Laure. *L'Ancrage énergétique*, éditions Jouvence, 2012
- CABERO, Sarah. *Transformez et améliorez votre vie, édition Vie, 2015*

TABLE DES MATIERES :

FSC
www.fsc.org
MIX
Papier | Fördert
gute Waldnutzung
FSC® C083411

Kolibri 360 GmbH
Ferdinand-Jühlke-Straße 7
99095 Erfurt, Deutschland
produktsicherheit@kolibri360.de

Druck:
CPI Druckdienstleistungen GmbH
im Auftrag der
Kolibri 360 GmbH
Ferdinand-Jühlke-Str. 7
99095 Erfurt